TRAITEMENT

DE LA FIÈVRE TYPHOÏDE

Par

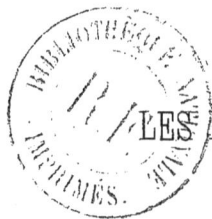

LES BADIGEONNAGES DE GAIACOL

Par le Docteur MONTAGNON,

Médecin des Hôpitaux de Saint-Etienne,
Membre correspondant de la Société des Sciences Médicales de Lyon.

(Communication au Congrès de Médecine de Lyon, 1894.)

SAINT-ETIENNE

Imprimerie et lithographie J. PICHON, rue de la Croix, 13

1895

TRAITEMENT DE LA FIÈVRE TYPHOIDE
PAR LES BADIGEONNAGES DE GAIACOL

Par le Dr Montagnon, médecin des Hôpitaux.

En venant faire connaître ici les bons effets que nous avons retirés des badigeonnages de gaïacol dans le traitement de cette pyrexie, nous n'avons en aucune façon l'intention de préconiser cette médication à l'exclusion de toute autre, et encore moins de la mettre en parallèle avec la méthode réfrigérante par les bains ou de prétendre l'y substituer.

Pour nous, en effet, nous nous déclarons partisan très convaincu des bains froids, opinion solidement appuyée sur de nombreux faits à l'aide desquels il nous a été donné d'en juger la valeur. Quoi qu'on puisse dire, c'est à l'heure actuelle la méthode de choix. Tout récemment encore, Fraenkel (1) Rum-pf (2), Hammerschlag (3) ont bien proposé de traiter les typhiques soit par des cultures de bacilles d'Eberth, chauffées à 63°, soit à l'aide de cultures stérilisées de bacille pyocyanique, ou encore par la méthode sérothérapique, en injectant dans les veines le sérum sanguin de sujets guéris de la dothiénentérie, mais aucune de ces méthodes, bien neuves encore, n'a fourni des résultats assez satisfaisants, pour pouvoir les comparer à la médication balnéo-thérapique.

D'ailleurs, bien peu nombreux sont ceux qui hésitent aujourd'hui à l'adopter.

L'école de Paris elle-même, si longtemps anti-Brandiste, ainsi que le rappelait Frantz Glénard, au Congrès de Médecine

(1) Ueber specifische Behandlung des abdominal Typhus (Deutsch. med. Woch. 1893.)

(2) Die Behandlung des Typhus....(trait. de la f. typhoïde par les cultures stérilisées de bacilles pyocyaniques). Deutsch. med. Woch. 1893.

(3) Ein Beitrag zur Serumtherapie. Deutsch. med. Woch. 1893.

de Lyon, s'y rallie complètement depuis les travaux de Juhel-Rénoy, et plus récemment ceux de Dieulafoy qui, dans sa dernière édition de pathologie interne, considère le bain froid comme la médication spécifique de la dothiénentérie; tous peut-être ne l'appliquent pas dans toute sa rigueur comme le veut Brand, mais tous reconnaissent sa supériorité.

Cependant, quoique la chose arrive assez rarement, il n'est pas toujours applicable. Il est des cas, en effet, où malgré l'opinion contraire de Frantz Glénard, peuvent surgir des contre indications, (hémorrhagie intestinale, défaillance cardiaque très prononcée), et où l'on ne peut donner le bain (refus de la famille, répulsion invincible du fébricitant pour l'eau froide, empêchement matériel), où l'on est dans la nécessité de le suspendre par l'apparition imprévue d'une complication, (perforation intestinale, péritonite, pleurésie tardive, etc.;) c'est en pareille circonstance qu'il est utile de pouvoir compter sur d'autres moyens, au nombre desquels nous plaçons et regardons le gaïacol en badigeonnage comme très précieux.

Nous n'avons pas besoin de rappeler autrement que par les noms de leurs auteurs, (Sciolla, Bard, Guinard), les travaux de ceux qui, les premiers, ont signalé, tant au point de vue clinique que physiologique, les propriétés antithermiques du gaïacol.

Depuis, de nombreuses publications, (Lannois, Robilliard, Montagnon, etc.,) (1) ont fait connaître les diverses applications des badigeonnages. De toutes ces expériences, il ressort que, sous l'influence du gaïacol en applications externes, la température s'abaisse plus ou moins rapidement suivant les cas, mais en général notablement.

Nous devons ajouter qu'il a été employé encore, sous le même mode, comme anesthésique local et antinévralgique; toutefois, sa propriété la plus évidente est celle dont nous venons de parler, son action antithermique.

Aussi, dès le mois de novembre 1893, eûmes-nous l'idée de nous en servir pour lutter contre l'hyperthermie de la fièvre typhoïde.

(1) Lyon médical. Sem. médicale. Loire médicale 1893.

Nous en fîmes la première application, dans notre service, à l'Hôtel-Dieu, sur une femme occupant le lit n° 15, (salle Sainte-Marie).

Cette tentative fut suivie d'un excellent effet, le cas étant d'autant plus intéressant qu'il y eut une rechute de la fièvre très caractéristique, et dont les badigeonnages de gaïacol eurent rapidement raison (1).

Encouragé par ce premier succès, nous avons, dans la suite, traité par le même procédé *vingt* cas de dothiénentérie, et si nous avons attendu jusqu'à ce jour (2) pour faire connaître nos résultats, c'est que nous voulions posséder un nombre de faits suffisants, qui permit d'en vérifier la constance et d'affermir notre conviction.

Dès à présent, nous devons dire que, sans connaître les expériences similaires conduites par Desplats (de Lille) (3), et celles signalées dans la thèse de Moissy (4), nous sommes arrivé aux mêmes constatations.

Nous n'avons fait aucun choix dans l'application de ce traitement, de sorte qu'il a été employé dans des cas graves (8 fois), de moyenne intensité (7 fois) et légers (5 fois).

Pour éviter une énumération longue et fastidieuse d'observations très nettes de fièvre typhoïde, nous nous contenterons de reproduire, ce qui en fait d'ailleurs le principal intérêt, deux de nos tracés thermiques et deux tableaux des températures avant et après les badigeonnages, permettant par ce spécimen, de se rendre compte du mode d'application et d'action du médicament.

Voici d'ailleurs en détail notre façon de procéder :

Nous nous servons de gaïacol chimiquement pur; quelques médecins, et entre autre Moissy, préconisent le mélange à parties égales de glycérine et de gaïacol, ou d'une partie de

(1) Le tracé thermique de ce cas est donné plus loin.

(2) Communication au Congrès de médecine de Lyon. (25 octobre 1894).

(3) Action antipyrétique du gaïacol appliqué sur la peau. (J. des Sc. méd. de Lille, janvier 1894.)

(4) Quelques considérations sur les propretés cliniques des badigeonnages de gaïacol. (Thèse de Paris, avril 1894.)

gaïacol et trois de glycérine; nous croyons que par cette addition, le médicament perd de son action; nous verrons cependant plus loin, dans quelle circonstance il peut être utile de l'employer.

Les régions soumises au badigeonnage sont tantôt l'aine, la face interne des cuisses, tantôt l'aisselle; chaque fois on recouvre d'une couche d'ouate que l'on peut enlever demi-heure après; en un mot, on opère comme pour tous les autres cas, où l'on se sert du gaïacol comme antithermique.

Il est rare que la dose employée s'élève au-dessus de 50 centigrammes par badigeonnage, quelquefois nous atteignons 75 centigrammes, mais nous ne les dépassons jamais. La dose de 50 centigrammes est en général toujours suffisante pour produire l'effet désiré, contrairement à l'opinion de Lepage (1) qui prétend que « les doses de gaïacol de moins d'un gramme ne donnent aucun résultat; » tous ceux qui ont usé de gaïacol en application externe savent le contraire.

Plus élevée, non seulement elle est inutile, mais encore peut devenir dangereuse ou du moins donner lieu à des symptômes inquiétants. Nous en avons eu la preuve tout à fait au début, alors que nous étions encore dans la période de tâtonnements: en employant 1 gramme 50 d'un seul coup, la malade fut prise, un quart d'heure après, d'un violent frisson avec claquement de dents, sueurs abondantes avec tendance syncopale, hypothermie, et cela pendant une heure environ, au point que nous eûmes un moment d'inquiétude.

Un deuxième cas où nous employâmes la même dose fut suivi des mêmes effets; les typhiques nous paraissent très sensibles au médicament.

Il faut donc s'en tenir à la dose de 50 centigrammes pour les adultes, de 25 centigrammes chez les enfants.

Lacroix (de Lyon) (2), a soumis un certain nombre d'enfants atteints de dothiénentérie à ce mode de traitement, et en a constaté les meilleurs effets aussi.

(1) Des frictions de gaïacol comme antithermique. (Bull. de la Soc. de Méd. d'Angers, 2e semestre 1893).

(2) Communication au Congrès de Médecine, 1894.

Nous faisons, comme pour les bains froids, prendre la température toutes les trois heures et une heure après le badigeonnage, lequel est pratiqué chaque fois que celle-ci s'élève au-dessus de 39°.

Jamais, soit dit en passant, nous n'avons eu à déplorer les vomissements dont parle P. Kravkoff (1) dans les deux cas de fièvre typhoïde où il l'a appliqué (8 badigeonnages au total).

Comme la chute thermique consécutive se fait sentir 3, 4, 5 et même 6 heures après, le malade arrive rapidement à sauter quelques badigeonnages, de sorte que dans les vingt faits dont nous parlons, la dose totale de gaïacol employée dans les 24 heures n'a pas dépassé 2 grammes 50, ce qui correspond à cinq badigeonnages.

Nous n'oublions pas de pratiquer en même temps l'antisepsie intestinale par les composés naphtolés.

La température commence à baisser une heure après environ; en général, au bout de 10 à 15 minutes, le patient est pris de sueurs abondantes qui ont persisté parfois pendant 3/4 d'heure, mais sans frissons, ni claquement de dents et sans fatigue pour lui.

Il faut surveiller les effets du gaïacol sur la peau, car même avec un produit pur, comme l'application en est continuée longtemps, et sur les mêmes points, il peut en résulter des érosions et excoriations cutanées très douloureuses, si l'on persiste à étendre le médicament dans la même région. Ces lésions sont cependant rares; dans deux cas seulement chez des sujets à peau fine et délicate, nous les avons observées.

Il faut alors, si pareil accident se produit, appliquer le gaïacol sur une autre partie du corps, car sans cela on s'expose à avoir un abaissement thermique considérable dépassant celui que l'on recherche, et pouvant aller jusqu'à l'hypothermie. On peut avoir ainsi des chutes de 4° comme cela nous est arrivé, ce qui n'est pas sans inconvénients; la raison en est dans l'excitation plus vive déterminée sur les extrémités nerveuses dans un derme dépouillé de sa couche protectrice.

(1) Vratch, n° 16, 1894. Onctions de gaïacol et de créosote chez les fébricitants.

Mais il suffit d'être prévenu pour se mettre à l'abri de pareille éventualité; c'est dans ces cas, chez les sujets à revêtement cutané délicat, que l'on pourra faire usage du mélange de Moissy (glycérine et gaïacol), qui peut tempérer l'action irritante de ce dernier.

Nous venons de voir que l'application de gaïacol s'accompagne rapidement de sueurs, tout particulièrement abondantes chez les typhisants; or, sans vouloir comparer comme champ d'élimination l'importance de la surface cutanée à celle de la voix rénale, il nous est néanmoins permis de dire avec Bouchard (1) qu'elle contribue néanmoins à expulser certains produits nuisibles à l'organisme et que « les sueurs « copieuses sont utiles dans certaines intoxications.... Ce qui « peut faire comprendre le rôle utile des sueurs dans la curation « des états morbides, c'est l'odeur que prend la peau sous « l'influence de certains troubles de la nutrition. Il existe « une démonstration expérimentale du rôle que joue l'émonc« toire cutané dans l'élimination des substances toxiques, « c'est le vernissage des animaux; ce qui lui est spécial; c'est « peut-être la rétention des substances toxiques que la peau « doit éliminer.»

Ainsi donc, le gaïacol jouit d'une propriété importante, celle de favoriser ici par l'émonctoire cutané, l'élimination des substances toxiques fabriquées par le bacille d'Eberth.

De plus, nous avons constaté d'une façon régulière son action favorable sur la diurèse; au bout du *deuxième au troisième jour*, elle est notablement augmentée; nous l'avons vue atteindre jusqu'à *sept* litres dans les 24 heures, la quantité de liquide absorbée étant de 2 à 3 litres. Pendant toute la durée du traitement, le volume d'urine émis a toujours été satisfaisant.

Il n'y a donc pas à craindre avec le gaïacol de fermer le rein comme cela peut arriver avec d'autres médicaments, l'antipyrine par exemple, et ce n'est pas là son moindre avantage, si considérant l'importance de cette voie d'élimination, on veut bien se rappeler qu'un kilogramme d'eau, qui, par la peau et

(1) Des auto-intoxications.

l'intestin, aurait emporté 30 centigrammes d'urée, en emporte 15 grammes par la voie rénale.

On a toujours regardé *l'oligurie* comme fâcheuse dans tout état morbide, et l'on sait combien l'urine présente un coefficient élevé de toxicité, à la fin des maladies infectieuses, à l'époque de la polyurie critique (1).

Nous devons ajouter que les malades supportent parfaitement bien ces badigeonnages; ils nous ont encore rendu grand service dans les cas où l'estomac se révolte à l'ingestion de tout autre médicament.

Il arrive assez souvent que certains typhiques ne peuvent supporter ni la quinine, ni l'antipyrine, ni la phénacétine ou remèdes semblables pris à l'intérieur, et cela même par la voie rectale, sans nausées ni vomissements, comme nous en avons vu un exemple: le sujet avait à peine absorbé une prise d'antipyrine ou de quinine, qu'il éprouvait une sensation de brûlure au creux épigastrique, et bientôt après des régurgitations très fatigantes, si bien qu'il refusait dans la suite tout médicament.

Avec le gaïacol, pareille intolérance n'est pas à redouter; il permet au contraire de respecter les fonctions de l'estomac si précieuses à conserver pour pouvoir soutenir les forces du malade et lutter contre l'adynamie parfois si profonde, inhérente à ces longues pyrexies.

« Le gaïacol peut être utilisé, disent Friedenwald et Hayden (2) dans la fièvre typhoïde ou les autres pyrexies, alors que l'état de l'estomac empêche l'absorption d'autres antipyrétiques, » Non seulement à notre avis, on doit l'employer dans ce cas, mais *de préférence* aux antipyrétiques et avant eux, toutes les fois que *le bain froid* n'est pas applicable.

Une autre raison d'agir ainsi: c'est que l'on ne s'expose pas à ajouter à l'intoxication produite par l'élément infectieux, cause première de la maladie, celle que peut déterminer l'emploi de ces substances chimiques. Savons-nous jusqu'à quel point elles ne sont pas nuisibles à notre organisme, et si les

(1) De la toxicité urinaire (Roque et Weil).

(2) On gaiacol appliod externally as an antipyretic. (New-Yorck med. Journal, 14 avril 1894).

effets qu'elles produisent ne le sont pas aux dépens de la vitalité de nos globules sanguins ?

Si Peter a pu dire, que ce qu'il fallait avant tout respecter chez les tuberculeux, était leurs fonctions digestives, la recommandation ne doit pas être négligée aussi dans une affection de longue durée, comme la dothiénentérie, où l'hyperthermie activant encore les combustions, augmente d'autant la désassimilation contre laquelle il importe de lutter, si l'on veut donner à nos cellules le temps et la puissance de résister à l'effort destructeur de la maladie.

Dans deux faits de dothiénentérie avec rechute, nous avons remarqué que le gaïacol avait agi très rapidement, beaucoup plus que lors de la première évolution de la fièvre, quoique aux mêmes doses, l'action antithermique s'est manifestée d'une façon très énergique.

Il faut très probablement en chercher la cause dans une atténuation de la virulence des toxines par la première imprégnation, et dans un certain degré d'épuisement de l'activité microbienne, qui rendent moins tenace l'élévation thermique, à cette nouvelle poussée.

Cette activité plus grande du gaïacol a d'ailleurs été déjà constatée pour d'autres maladies; au moment de la période de déclin, il a suffi alors d'un ou deux badigeonnages pour amener la chute définitive d'une température qui traînait en oscillations variables, depuis plusieurs jours, sans pouvoir atteindre la normale. — En résumé :

Le gaïacol peut être employé sans crainte dans le traitement de la fièvre typhoïde ;

La dose est de 50 centigrammes par badigeonnage, 75 centigrammes au plus, 25 centigrammes chez les enfants ;

Il ne m'est jamais arrivé d'employer plus de 2 grammes 50 dans les vingt-quatre heures ;

Abaissement de la température, augmentation de la diurèse, accroissement des sueurs et, par suite, augmentation de la puissance éliminatrice de l'émonctoire cutané; tels sont, dans la fièvre typhoïde, les effets du gaïacol appliqué au badigeonnage, et qui nous permettent logiquement d'en préconiser l'emploi.

TABLEAU DES TEMPÉRATURES

Badigeonnage toutes les fois que la température dépasse 39°

Volume d'urines a oscillé entre trois et sept litres par 24 heures.

SALLE SAINT-JOSEPH, N° 15

V.... Joseph, 18 ans, employé de Commerce, entré au 5ᵐᵉ jour de sa maladie.

DATE	HEURES DU BADIGEONNAGE		TEMPÉRATURE DU MALADE		
	matin	soir	avant le badigeonnage	une heure après le badigeonnage	deux heures après le badigeonnage
24 novembre	»	6	40 3	38 9	39 1
—	»	9	39 1	39 2	38 7
—	»	minuit	38 7	»	»
25 »	3	»	39 6	39 9	39 8
—	6	»	39 8	40 »	39 5
—	9	»	39 5	39 6	38 7
—	midi	»	38 7	»	»
—	»	3	40 1	39 3	39 3
—	»	6	39 3	39 3	38 3
—	»	9	38 3	»	»
—	»	minuit	39 »	38 8	39 5
26 »	3	»	39 5	39 5	38 7
—	6	»	38 7	»	»
—	9	»	40 2	40 2	38 6
—	midi	»	38 6	»	»
—	»	3	40 4	39 4	39 6
—	»	6	39 6	38 8	38 3
—	»	9	38 3	»	»
—	»	minuit	39 9	39 8	38 4
27 »	3	»	38 4	»	»
—	6	»	40 1	39 8	38 1
—	9	»	38 1	»	»
—	midi	»	38 4	»	»
—	»	3	40 8	39 3	41 »
—	»	6	41 »	39 8	37 9
—	»	9	37 9	»	»
—	»	minuit	39 9	39 1	37 9
28 »	3	»	37 9	»	»
—	6	»	39 5	39 4	38 8
—	9	»	38 8	»	»
—	midi	»	40 6	39 8	38 9
—	»	3	38 9	»	»
—	»	6	39 8	39 7	39 »
—	»	9	39 »	39 1	40 4
—	»	minuit	40 4	39 9	38 4
29 »	3	»	38 4	»	»
—	6	»	39 8	38 9	40 7
—	9	»	40 7	39 »	40 1
—	midi	»	40 1	39 1	38 1
—	»	3	38 1	»	»

| DATES | HEURES DU BADIGEONNAGE | | TEMPÉRATURE DU MALADE | | |
	matin	soir	avant le badigeonnage	une heure après le badigeonnage	deux heures après le badigeonnage
29 novembre	»	6	39 4	40 »	38 4
—	»	9	38 4	»	»
—	»	minuit	39 5	39 1	39 »
30 »	3	»	39 »	39 2	38 6
—	6	»	38 6	»	»
—	9	»	40 1	39 2	38 6
—	midi	»	38 6	»	»
—	»	3	40 1	39 3	39 4
—	»	6	39 4	39 7	38 9
—	»	9	38 9	»	»
—	»	minuit	40 1	39 8	38 2
1er décembre	3	»	38 2	»	»
—	6	»	38 6	»	»
—	9	»	39 6	38 2	38 »
—	midi	»	38 »	»	»
—	»	3	39 5	39 6	38 4
—	»	6	38 4	»	»
—	»	9	39 5	40 »	39 8
—	»	minuit	39 8	39 »	37 6
2 »	3	»	37 6	»	»
—	6	»	39 2	38 8	37 7
—	9	»	37 7	»	»
—	midi	»	39 4	40 1	40 »
—	»	3	40 »	39 3	39 9
—	»	6	39 9	39 7	39 6
—	»	9	39 6	39 8	40 1
—	»	minuit	40 1	39 3	37 »
3 »	3	»	37 »	»	»
—	6	»	38 »	»	»
—	9	»	39 5	38 8	38 8
—	midi	»	38 8	»	»
—	»	3	38 6	»	»
—	»	6	39 5	39 9	38 8
—	»	9	38 8	»	»
—	»	minuit	38 7	»	»
4 »	3	»	38 5	»	»
—	6	»	38 9	»	»
—	9	»	39 3	38 2	37 8
—	midi	»	37 8	»	»
—	»	3	39 5	39 »	38 8
—	»	6	38 8	»	»
—	»	9	39 4	38 9	39 5
—	»	minuit	39 5	38 4	37 8
5 »	3	»	37 8	»	»
—	6	»	38 2	»	»
—	9	»	38 2	»	»
—	midi	»	38 3	»	»

| DATES | HEURES DU BADIGEONNAGE | | TEMPÉRATURE DU MALADE | | |
	matin	soir	avant le badigeonnage	une heure après le badigeonnage	deux heures après le badigeonnage
5 décembre	»	3	38 7	»	»
—	»	6	38 8	»	»
—	»	9	38 5	»	»
—	»	minuit	38 5	»	»
6 »	3	3	38 7	»	»
—	6	6	38 4	»	»
—	9	9	38 6	»	»
—	midi	»	38 5	»	»
—	3	3	39 2	38 9	39 2
—	6	6	39 2	38 5	37 1
—	»	9	37 1	»	»
—	»	minuit	38 »	»	»
7 »	3	»	38 9	»	»
—	6	»	38 2	»	»
—	9	»	38 6	»	»
—	midi	»	38 5	»	»
—	»	3	38 9	»	»
—	»	6	39 7	39 5	39 3
—	»	9	39 3	39 »	38 »
—	»	minuit	38 »	»	»
8 »	3	»	38 5	»	»
—	6	»	37 9	»	»
—	9	»	38 6	»	»
—	midi	»	38 6	»	»
—	»	3	38 8	»	»
—	»	6	38 7	»	»
—	»	9	38 4	»	»
—	»	minuit	38 »	»	»
9 »	3	»	37 5	»	»
—	6	»	37 5	»	»
—	9	»	37 8	»	»
—	midi	»	38 2	»	»
—	»	3	38 4	»	»
—	»	6	38 5	»	»
—	»	9	38 7	»	»
—	»	minuit	37 »	»	»
10 »	3	»	37 9	»	»
—	6	»	37 7	»	»
—	9	»	38 1	»	»
—	midi	»	38 5	»	»
—	»	3	38 5	»	»
—	»	6	38 3	»	»
—	»	9	38 4	»	»
—	»	minuit	37 8	»	»
11 »	3	»	38 3	»	»
—	6	»	37 4	»	»
—	9	»	37 8	»	»

TABLEAU DES TEMPÉRATURES

Badigeonnage toutes les fois que la température dépasse 39°

Volume d'urines a oscillé entre deux et quatre litres par 24 heures

SALLE SAINT-JOSEPH, N° 16

O... Louis entre au 6me jour de sa maladie

DATES	HEURES DU BADIGEONNAGE		TEMPÉRATURE DU MALADE		
	matin	soir	avant le badigeonnage	une heure après le badigeonnage	deux heures après le badigeonnage
20 octobre	»	2	40 2	»	»
—	»	3	»	39 7	»
—	»	5	40 2	»	»
—	»	6	»	39 6	»
—	»	8	40 7	»	»
—	»	9	»	40 1	»
—	»	11	38 6	»	38 6
21 »	8	»	39 7	»	»
	9	»	»	38 7	»
	11	»	»	»	37 3
—	»	2	40 »	»	»
—	»	3	»	40 »	»
—	»	5	38 »	»	»
—	»	8	39 4	»	»
—	»	9	»	39 2	»
—	»	11	38 6	»	38 6
22 »	8	»	40 »	»	»
	9	»	»	36 2	»
	11	»	37 4	»	37 4
—	»	2	38 6	»	»
—	»	4	40 5	»	»
—	»	5	»	38 9	»
—	»	7	37 7	»	»
—	»	11	38 5	»	»
23 »	8	»	39 1	»	»
	9	»	»	38 8	»
	11	»	38 »	»	»
—	»	2	39 3	39 3	37 9
—	»	8	39 »	39 5	38 9
24 »	2	»	39 5	39 3	39 3
	5	»	39 3	39 3	38 8
	11	»	39 3	39 5	37 9
—	»	2	37 »	»	»
—	»	5	38 4	»	»
—	»	8	39 7	39 8	38 2
25 »	2	»	37 7	»	»
	5	»	38 7	»	»
	8	»	39 2	38 8	39 2
—	11	»	39 2	39 7	38 »
—	»	2	38 2	»	»

| DATES | HEURES DU BADIGEONNAGE | | TEMPÉRATURE DU MALADE | | |
	matin	soir	avant le badigeonnage	une heure après le badigeonnage	deux heures après le badigeonnage
25 octobre	»	5	37 »	»	»
—	»	8	39 7	39 8	38 7
—	»	11	38 7	»	»
26 »	2	»	39 3	38 »	38 »
—	5	»	38 »	»	»
—	8	»	39 4	38 5	37 2
—	11	»	37 2	»	»
—	»	2	36 »	»	»
—	»	5	37 »	»	»
—	»	8	38 2	»	»
—	»	11	38 5	»	»
27 »	2	»	40 2	39 5	36 9
—	5	»	36 9	»	»
—	8	»	36 5	»	»
—	11	»	40 1	39 3	37 8
—	»	2	37 8	»	»
—	»	5	37 4	»	»
—	»	8	39 2	39 1	39 2
—	»	11	39 2	39 2	37 9
28 »	2	»	37 9	»	»
—	5	»	36 9	»	»
—	8	»	37 8	»	»
—	11	»	39 5	38 6	37 4
—	»	2	37 4	»	»
—	»	5	37 »	»	»
—	»	8	39 2	39 2	38 4
—	»	11	38 1	»	»
29 »	2	»	37 5	»	»
—	5	»	39 3	38 8	37 2
—	8	»	37 2	»	»
—	11	»	36 6	»	»
—	»	2	38 7	»	»
—	»	4	39 4	38 7	37 1
—	»	7	37 1	»	»
—	»	10	37 7	»	»
30 »	1	»	36 9	»	»
—	4	»	38 7	»	»
—	8	»	38 1	»	»
—	11	»	37 3	»	»
—	»	2	37 7	»	»
—	»	5	37 9	»	»
—	»	8	37 8	»	»
—	»	11	37 9	»	»
31 »	2	»	37 9	»	»
—	5	»	37 8	»	»
—	8	»	37 5	»	»
—	11	»	37 3	»	»

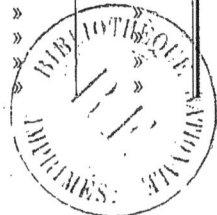

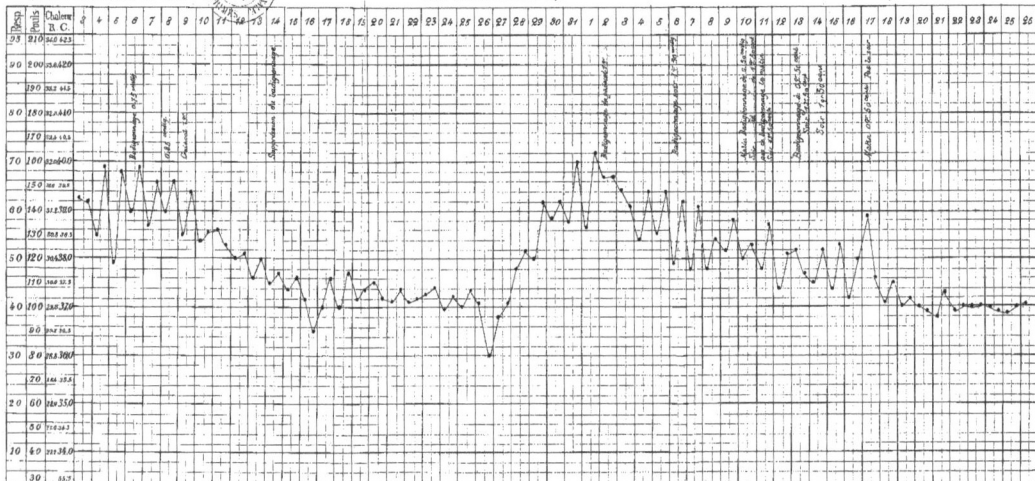

DOTHIEN NTÉRIE. — Entrée au 6ᵐᵉ jour. — Rechute

Nom : G... Lucie, 26 ans.   Salle Sainte-Marie n° 15.   Entrée le 3 novembre 1893.

DOTHIÉNENTÉRIE. — *Entrée au 8ᵐᵉ jour. — Complications*
Broncho-pulmonaires — Laryngite avec aphonie

Nom : B... Romain.   Salle Saint-Joseph, n° 17   Entré le 28 novembre 1893.

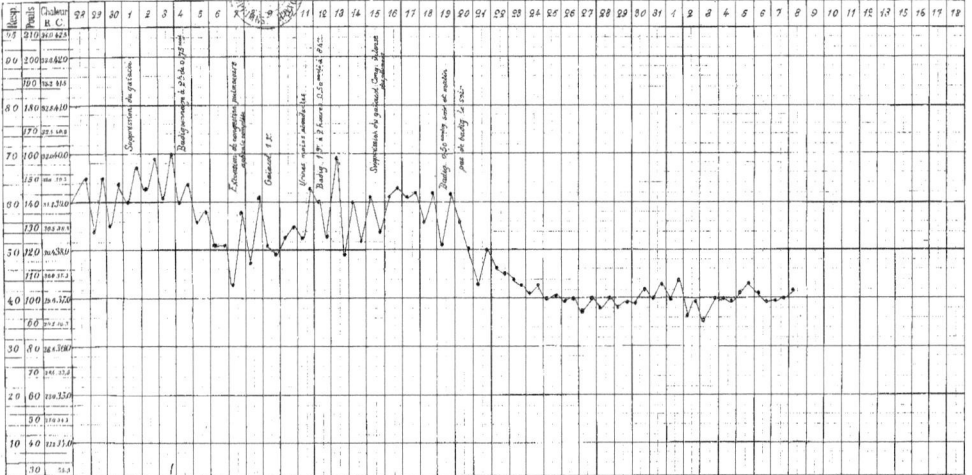